Le dedico este libro a mi ex alumna Sabrina y a muchos otros para que tengan éxito en su carrera y aprendan a escribir excelentes notas clínicas. Después de revisar muchos libros de texto de asistentes dentales, no he encontrado ni siquiera en línea la búsqueda de trucos de notas clínicas dentales.

Notas de progreso AKA Notas clínicas para profesionales de la odontología

Cada nota puede diferir de la siguiente según el anestésico utilizado, el tratamiento realizado, incluidas las dificultades durante el procedimiento y la información del paciente, así que asegúrese de ajustar según sea necesario y siempre ... verifique siempre sus notas. Piensa en lo que escribes porque es una documentación legal, pero al igual que puedes bajar el ritmo para explicar las instrucciones postoperatorias, harás lo mismo con las notas clínicas solo cambiando a medida que avanzas.

Consejo rápido: si no conoce sus códigos, escriba el principal en cada categoría de Procedimiento, por ejemplo, si conoce el código para 1 Amalgama de superficie que es 2140

Notas clínicas

- Fecha 01/06/2018
  - Siempre ponga la fecha
- Examen Tipo
- Rayos X
- HH Revisión y firma (cada cita debe preguntar si hay algún cambio en el historial médico y cada 6 meses solicite que formen y actualicen HH = Formulario de historial de salud.
- Siempre Ponga sus iniciales si escribe o escribe notas
- Siempre use tinta negra sin lápiz
- Siempre ponga una sola línea a través de él si un error no borra ni borra o marca negro
- El examen completo o el examen inicial se pueden elegir dependiendo de la solicitud DDS
- 2 Escritura de BW código en caso de ser necesario 0272, o 4 de BW 0274 *(dependiendo de la edad del paciente y / o la práctica dental de lo que incluyen en un examen completo)*

- WNL que es una abreviatura de **W**entro **N**Ormal **L**imits.
- NV =próxima Visita
- *Sleeping enrutamiento puede comprobar fuera del tratamiento para la próxima cita o usando el software de computadora Haga clic en la página requerida para ingresar a la próxima visita y el tiempo requerido para que el frente sepa cuánto programar y recordarle a cada dentista que trabaja a un ritmo diferente.*
- *POR = Instrucciones posteriores a la operación*
- *Más las notas detalladas Cuanto mejor sea usted recubierto en los tribunales!*

En una hoja separada o en una pantalla de notas en el software dental puede escribir algo sobre el paciente para que aparezca la próxima cita, por ejemplo, ¿Cómo le va al cachorro la última vez? No hay forma de que pueda recordar la historia de cada paciente, por lo tanto, escriba al paciente que recibió el nuevo nombre de Puppy Cotton Nunca en las Notas clínicas no desea que su empleador el dentista que lee lo que escribió, por ejemplo, algunos puedan escribir. El paciente consiguió un nuevo cachorro y orinó en sus zapatos. ¿Te imaginas eso? De primera mano escuché al dentista decir que tenían que leer algunas notas embarazosas en un tribunal. En caso de que un procedimiento salga mal, el dentista tendría que asistir a la corte.

Progress toma nota de la historia de un paciente de su salud bucal.

ejemplos de

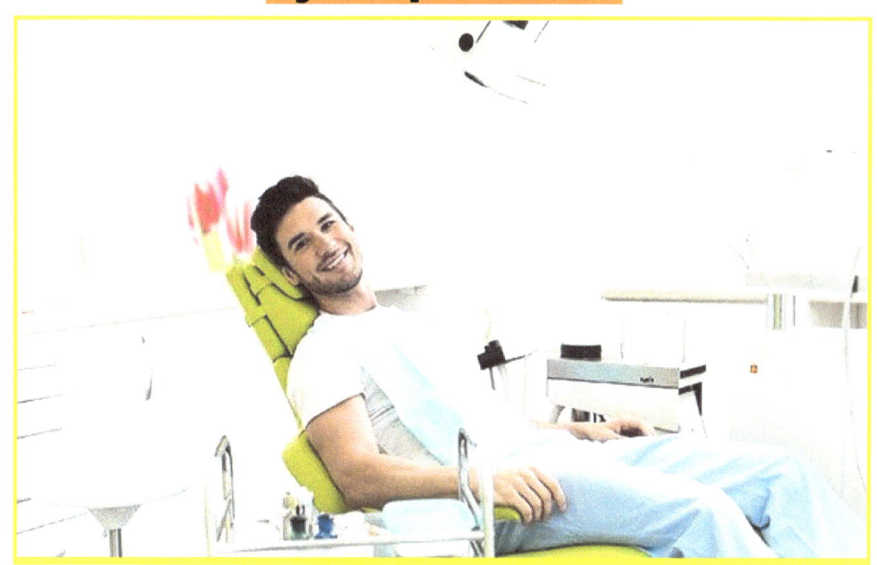

Examen inicial

08/08/19 Historial de salud tomado, señal de formulario HIPPA, examen inicial, 4 BW, Panorex, WNL de tejido blando, foto del paciente y fotos intraorales tomadas. para atención continua en este momento debido a dolor de muelas.

El paciente entró con preocupación por el Diente # 3, Tomo 1 PÁ que indica caries recurrentes debajo de la corona actual que tiene más de 5 años y hay un absceso presente. RX Amoxicilina recetada 300 mg 30 tabletas Tiq 1 cada 8 horas hasta que se acabe, el paciente no quería analgésicos debido a una adicción anterior.

NV: Tratamiento de endodoncia n. ° 3
 : Dr. RK, Asistente / TB

Nota: si lo menciona Escriba el nombre del dentista o el

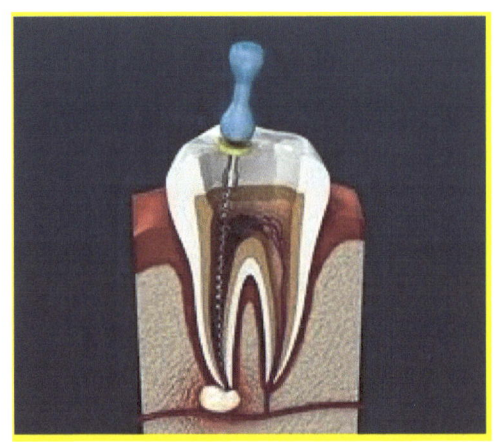

Endodoncia Ejemplo de nota

consultorio 15/1/19 Pt. Prescripción completa según las instrucciones, Firme el formulario de consentimiento para Endodontic Tx., BP 120 / 80, Place Topical, Usó 2 carpas de lidocaína 1: 100, al paciente le fue bien con Anestésico, goma colocado
Diente de# 3 Acceso a canales abiertos y archivos EL, archivo DB 25 a 21 mm, archivo MB 30 a 23 mm, tomó 2 WL PA's, coloque Formocresol en una esponja verde y Cavit en el diente y mordida revisada del paciente. Repasé las instrucciones de pedido con pt.
NV: Final Fill # 3
-Dr.RK, Asistente. TB

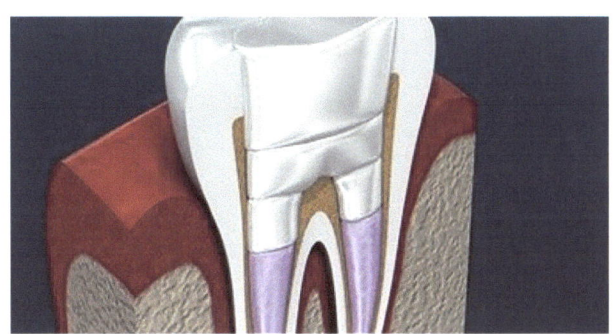

Segunda cita de endodoncia Nota Ejemplo

1/21/19 BP 123/80, lugar tópico, 2 carpas usadas de lidocaína 1: 100, el paciente obtuvo buenos resultados con anestésico. Se colocó el goma de la presa
diente de# 3 Se retiró el Cavit y la esponja, se usó Gates Glidden para ensanchar los canales y se eliminó la pulpa de necrosis restante. Riego con peróxido seguido de clorhidrato 50/50 mezclado. Seque con puntas de papel hasta que quede transparente, coloque Tubliseal y 30 puntos Gutta Percha con 3 puntos accesorios. Tomó Final Fill PA que muestra que los canales están sellados. El paciente tolera bien el procedimiento.
NV: Crown Prep # 3
-Dr.RK, Asistente TB

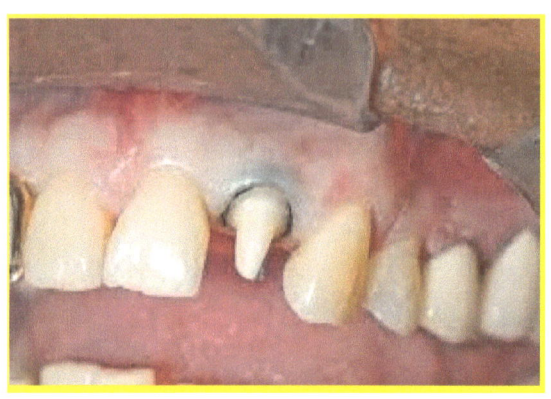

Crown Note Ejemplo

1/31/19 *Formulario de consentimiento Firme para Crown en el* diente # 3 No se necesita anestésico El paciente tenía ECA, colocado tópicamente alrededor del tejido gingival para mayor comodidad. Preparación # 3, colocó el cordón de retracción 00, se retiró antes de tomar la impresión final, los márgenes se mostraron bien en impresiones, Enviado al Laboratorio Rogers, Sombra A3.5, Cobertura provisional fabricada. Repasé las instrucciones de PO con el paciente.

    NV: Asiento Crown
    -Dr.RK, Asst.TB

> *Nota sobre: de la misma manera, pero cambie si usa Cerec Machine en la oficina y no necesita la próxima visita para colocar la corona. Si usa una publicación, agréguese también o acumule.*

> *Nota: Si fue derivado para Endodontic Tx, escriba lo que retiró de la oficina de endodoncista y tenga la carta arriba en la pantalla o fuera para la DDS2/1/19*

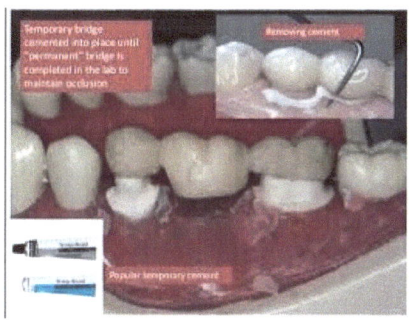

corona temporal Nota El

paciente entró con la corona temporal quitada, eliminó el cemento viejo restante y verifique todo el diente parece normal, recibir con Temp Bond y enviar al paciente a casa con el paquete de cemento temporal en caso de que se vuelva a salir debido a pt. Bruxismo
-TB

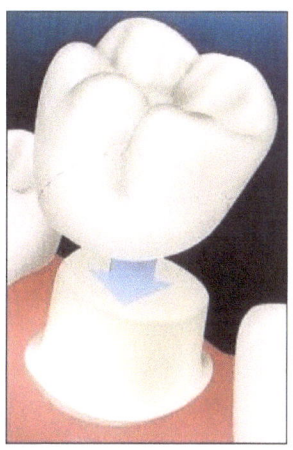

Notas de la cita de la corona del asiento

2/7/19 El paciente entró con la corona temporal desactivada, verifique la sombra con el paciente para obtener la aprobación y pt estaba contento con la sombra., No se necesita anestésico debido a Endo tx. Anterior, limpie el diente con Hemaseal. Corona y revisa los contactos y muerde, hizo los ajustes necesarios y sentó la corona con Ketac y eliminó el cemento restante. Repasé las instrucciones de PO con el paciente.
    NV: Recordar
    -Dr.RK, Asistente.TB

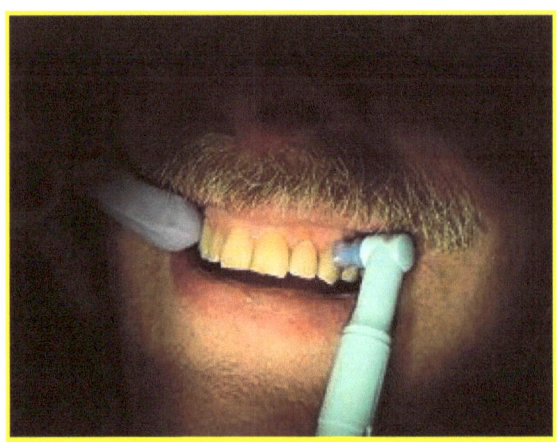

Recordatorio deAKA Recare y / o profiláctica Ejemplo Ejemplo 2/15/2019 Gráfica de periodos

completada y sin bolsas presentes o sangrantes durante el sondeo., Escale con cálculo presente alrededor del diente # 24 L Superficie, tomó una foto intraoral y revisó OHI con el paciente. Pt. Compre el cepillo de dientes Sonicare, el paciente rechazó el fluoruro y firmó el rechazo. Preocupación por los factores de salud en las noticias.
NV: Recare 6 Months

9/1/19 No Show No Call se confirmó LM con el paciente Para devolver nuestra llamada -TB
9/2/19 El paciente volvió a llamar e indicó que estaba en un accidente automovilístico en el camino aquí y perdimos la cita interrumpida honorarios y reprogramar citas.
-destacar

Nota: escriba en rojo para sí se pierde una cita o cualquier comunicación con el paciente por teléfono.

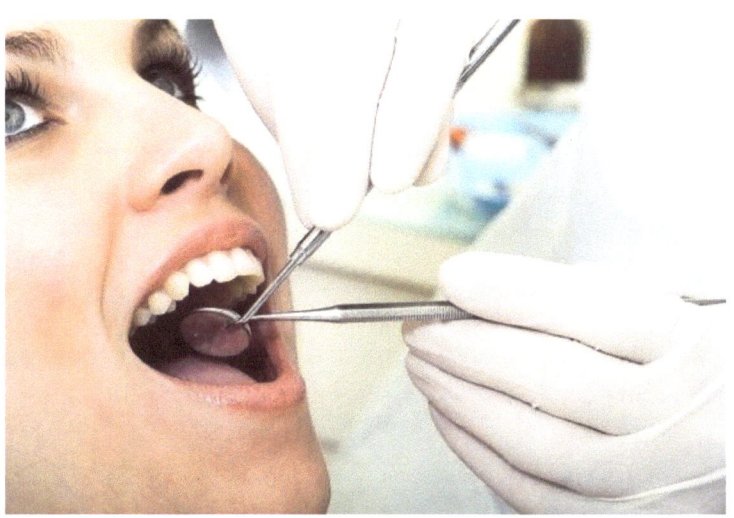

Nota de examen limitada

11/1/19 HH Actualizado, el paciente acudió a Retiro pero tenía dolor en el lado LE, Tomó PA no pudo encontrar ninguna indicación de Absceso o Decaimiento presente. Hice un examen de límite y un examen de ATM y debido al bruxismo, el paciente está adolorido para permanecer abierto con la boca de apoyo o con descansos. Programe que el paciente regrese para obtener impresiones para la férula de bruxismo solo por la noche. Aconseje al paciente que tome medicamentos de venta libre según sea necesario para el dolor. Use hielo durante 20 minutos a la vez si es necesario.
NV: Impresiones para Splint
-Dr.RK, Asst.TB

Notas de impresiones de

2/11/19 Tomó impresiones superiores e inferiores y las envió a NDX para férula por bruxismo, también tomó el registro de mordida del paciente y lo envió al laboratorio.

NV:asiento
Férula de-Dr.RK, Asst. TB

5/11/19 Asiento de férula verifique que los pacientes muerdan con férula e hicieron los ajustes necesarios. Fuimos por el cuidado del nuevo electrodoméstico. Se aconseja al paciente que traiga el próximo retiro para limpiarlo en nuestra solución.
-Dr.RK, Asistente. TB

11/6/19 PO Call, el paciente estuvo bien anoche con el aparato y los dolores de cabeza se han detenido. Muy contento con eso.
-Dr.RK, Asistente.TB

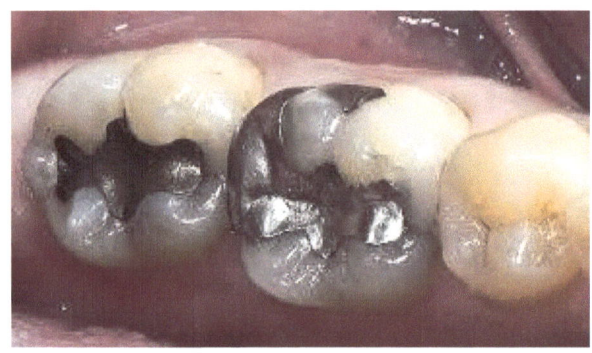

Notas de amalgama de

1/1/20 Sin cambios de HH, examen de emergencia, 1 PA # 30, sin dolor asociado con un diente no sensible al calor, frío o dulces, # 30 tiene una restauración de amalgama O que salió debido a la presencia de caries recurrente . Colocado tópico, 1 carpule de lidocaína 1: 100, el paciente obtuvo buenos resultados con la anestesia, la restauración restante eliminada, el revestimiento Dycal colocado, el sistema Matrix usado y la cuña para la amalgama MO. Verifique la mordida del paciente. Durante el Tx # 29 demostró tener caries presente en la superficie D, el paciente no quiso completar debido al dolor en la mandíbula debido a que permaneció abierto, pasó por las instrucciones de PO.
NV: Compuesto # 29
-Dr.RK, Asst.TB

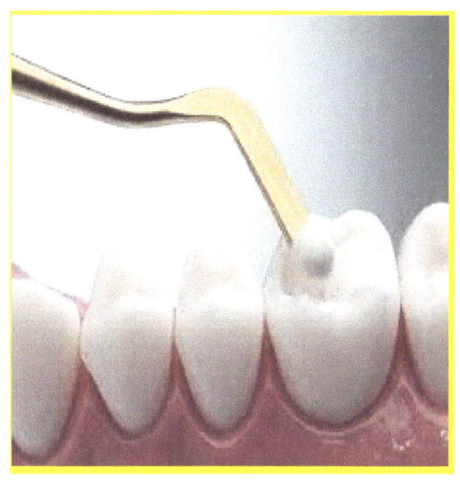

Notas compuestas de

1/3/20 Diente # 29 Colocado tópico, 1 carpa de Citanest 1: 100, El paciente tuvo buenos resultados con Anestésico, Presente de caries eliminado, Verifique con Sable Seek, se quitó toda la caries, Sistema de matriz colocada, Cuña, Grabado colocado, Bond, Shade A3.5 Composite, fotopolimerizado, sistema Matrix y cuña removidos. Verifique la mordida del paciente y pudo usar hilo dental interproximal mente sin sobresalientes. Repasé las instrucciones de PO con el paciente. El paciente estaba satisfecho con la sombra y quería arreglar el n. ° 8 debido a que la restauración de composite anterior ha cambiado de color. Informe al paciente si desea que el blanqueamiento no pueda cambiar el color del compuesto una vez hecho, el paciente indicó que le gustaría blanquearse antes de la restauración.
NV: Bandejas de blanqueamiento
-Dr.RK, Asst.TB

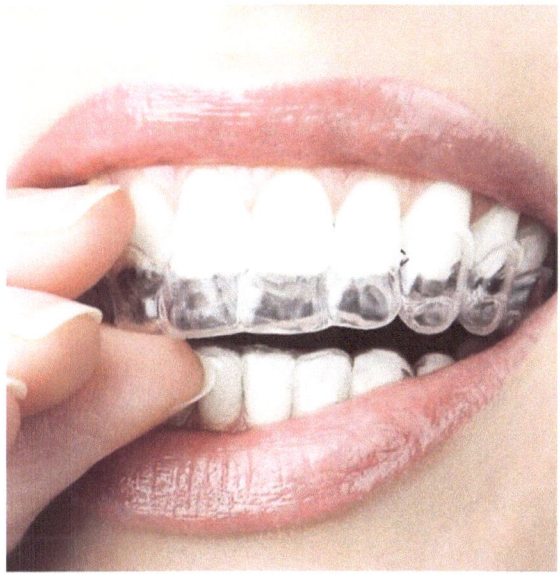

Notas de blanqueamiento de

1/4/20 Tomó impresiones superiores e inferiores con alginato y el color del paciente marcado fuera con luz solar natural y el paciente es ~~A2~~ color delTB, A3.5, tomó antes de las fotos Tachado de

Nota:línea e inicial cuando sea necesario corregir

1 / 4/20 El paciente entró a probar en las bandejas de blanqueamiento y el ajuste fue bueno, dejó de usar gel de blanqueamiento y recibió el formulario de consentimiento de firma del paciente. Dio el caso del paciente y 4 tubos de Opalescence 20%
NV: Verifique la sombra después del blanqueamiento y tome las fotos, compuesto # 8 MIFL
-Dr.RK, Asst. TB

1/16/20 Comprobó la sombra del paciente en el exterior con luz solar natural y pasó de A 3.5 a A1, el paciente está satisfecho con el resultado, colocado tópico, 1 cánula de lidocaína 1: 100, el paciente obtuvo buenos resultados con la restauración de compuesto anestésico, removido presente y Colocado el trozo y la cuña de Mylar, el grabado grabado, la unión, el tono compuesto A1 utilizado en la superficie I y el tono A2 en las superficies restantes para que coincida con el diente # 9 según lo solicite el paciente. Verifique la mordida del paciente y verifique que no haya salientes en contacto. Pulir con Prisma Gloss. Tomé fotos de publicaciones, revisé las instrucciones de PO para los compuestos anteriores.
NV: Recordar
-Dr.RK, Asistente.TB

Notas inactivas de

20/20/20 El paciente llamó y dijo que se mudaría fuera del estado y necesitará la transferencia de registros a la Nueva oficina en Dr. Smigelski 1333 South Peters Rd, Bridget Jones 44120, correo certificado enviado el 20/04/20.
-TB

20/04/20 INACTIVO
-TB

Reactivar Nota

6/22/27 Paciente llamada y quiere ser reactivada para que la atienden desde que se mudó a la ciudad y tiene algunos problemas dentales. -TB

Pre-Med Note

6/27/27 Nuevo historial de salud hecho y el paciente ahora necesita Pre-med debido a reemplazo de cadera Según su médico general, le aconsejó, Pan, 4 Bw, tejido blando no dentro de los límites normales y lecturas de bolsillo de 5 y arriba con sangrado presente durante el sondeo.completas para el examen
Recomendaciones Perio y escalado profundo, pero el paciente se niega y quiere una dentadura postiza completa después de extraer los dientes restantes. # 3,5,12,17,24,25,29,30. Tenía el paciente signo de rechazo.
NV: Impresiones para prótesis inmediatas
dentales-Dr.RK, Asst. TB

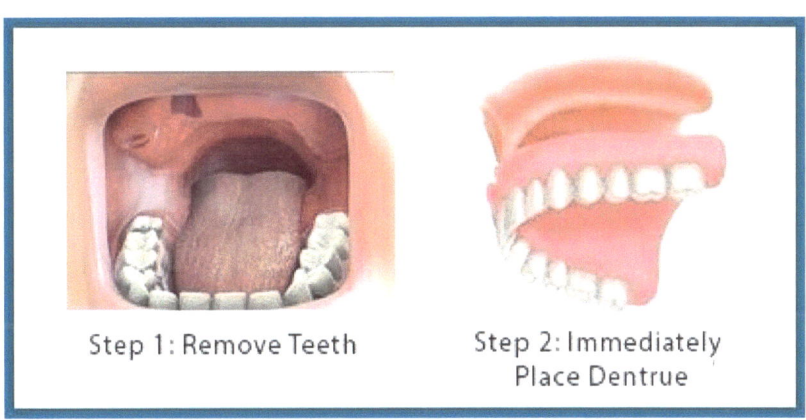

Impresiones de dentaduras inmediatas Notas

7/1/27 Tomó impresiones de dentaduras inmediatas con alginato enviadas a NDX para las bandejas personalizadas

NV: Impresiones finales con bandejas personalizadas

-Dr.RK, Asst. TB

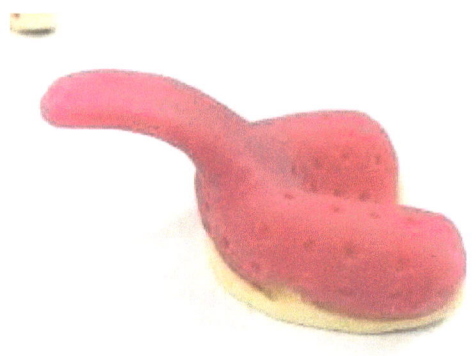

Bandeja personalizada Notas

7/3/27 Bandejas aduaneras probadas e impresiones tomadas con Aquaseal y registro de mordida tomadas con cera y enviadas a NDX

NV: Prueba de cera

-Dr.RK, Asst.TB

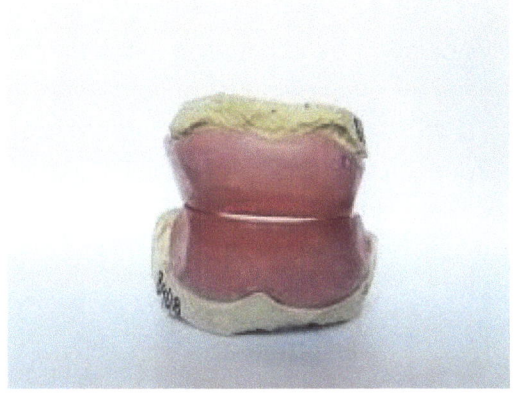

Notas deWax

prueba de 10/07/27 Prueba de cera y Shade Chosen A2 junto con Shape Curved elegido, línea media indicada en Wax. Enviado a NDX para completar
NV: Extracciones # 3,5,12,17,24,25,29,30 y Entregar F / F
-Dr.RK, Asst.TB

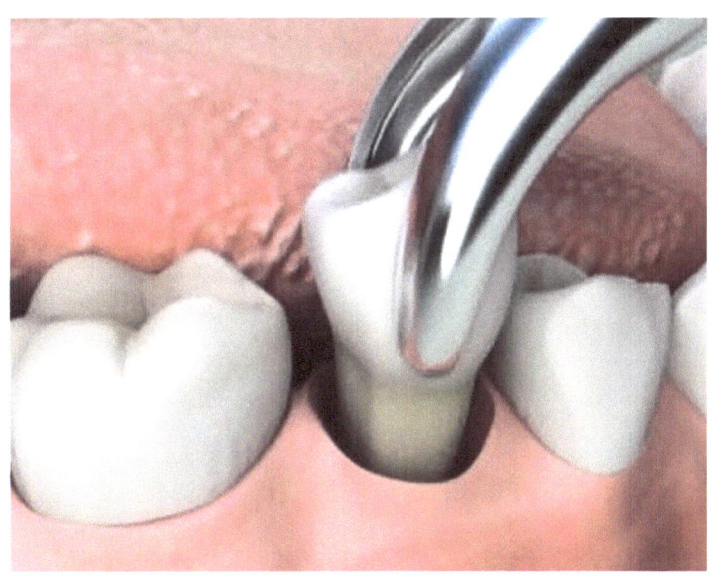

Extracciones de notas del asiento F / F

7/14/27 El paciente tomó Pre-med 1 hora antes, Revisó HH, BP 120/80, Enjugó al paciente con enjuague antiséptico antes del asiento, N20 30/40, Colocado tópico, Usó 2 Carpas de

Lidocaína, 2 Carpas de Citanest, Extracciones simples en los dientes # 3,5,12,17,24,25,29,30, se eliminaron todas sin complicaciones y se eliminaron todos los fragmentos óseos, así como soluciones salinas usadas para hacer el enjuague final de cavidad oral antes del parto de dentaduras postizas. Verifique la mordida del paciente lo mejor posible con el paciente completamente anestesiado. Repasó las instrucciones de PO y RX administre para el dolor Ibuprofen 800 mg 1 cada 4 horas por dolor y no prescribió narcóticos debido a antecedentes, si se encuentra entre dosis de Tylenol de venta libre. El paciente se sintió despejado antes de irse con Driver.

NV: PO Check and Adjustments

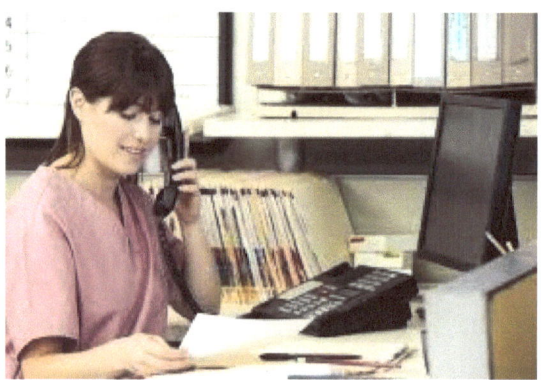

PO Notes on Calls

7/15/27 PO Call Paciente que está bien pero adolorida y no ha comido nada, el doctor le aconsejó que bebiera Asegúrese y que tomara un multivitamínico -Dr.RK, Asst. TB

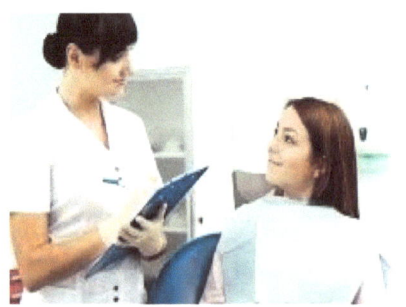

PO Notas de la visita

7/17/27 El paciente está bien con las dentaduras postizas y los ajustes menores realizados, el tejido parece estar sanando normalmente. El paciente ya no necesita medicamentos para el dolor y se detuvo al día siguiente.

NV: Examen de tejido oral y dentaduras postizas limpiadas

-Dr.RK, Asst. tuberculosis

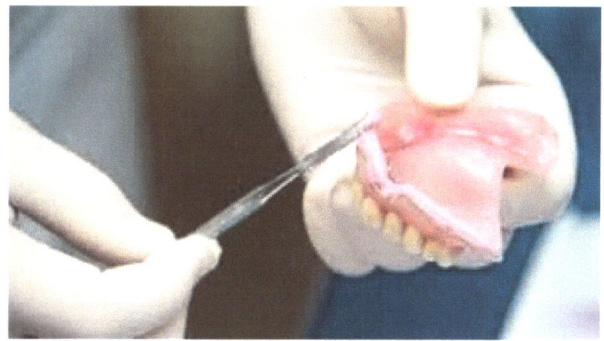

Notas de Softline

8/20/27 El paciente ingresó a la oficina para entrar y la dentadura postiza maxilar estaba suelta. Hicimos una Soft Reline en la oficina con Soft Line X.
NV: Examen de tejido oral y dentaduras postizas -
limpieza de Dr.RK, Asst . tuberculosis

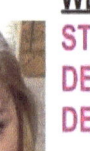
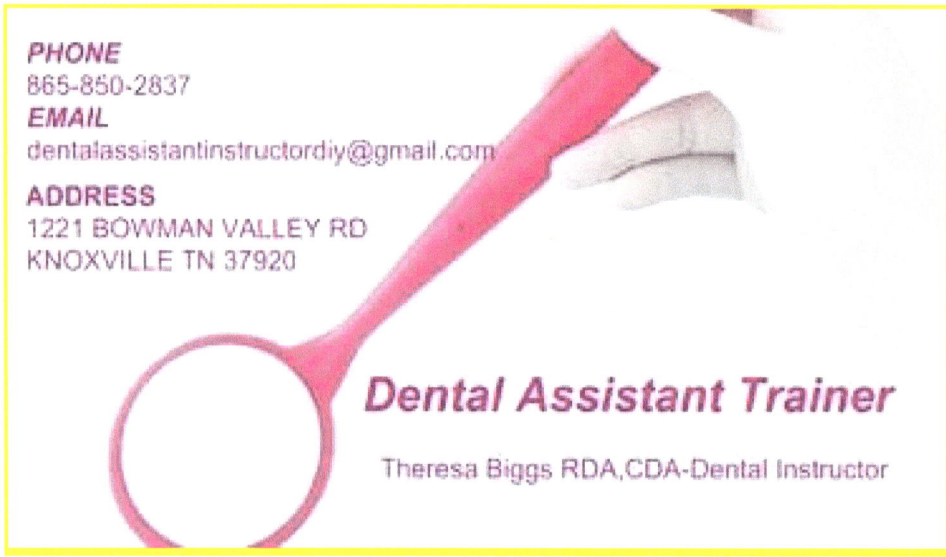

Consulte los sitios web de
Ayudantes dentales y Estudiantes de odontología
Ayuda en todos los temas dentales
https://dentalindexjr.weebly.com
O
todos los profesionales
dentales Noticias dentales, chistes, CE
https://dentalindex.weebly.com

Desea anunciar en The Dental Geek su práctica
sitio de asesoramiento dental gratuito que remite a los pacientes al dentista mientras viaja o entre dentistas
https://thedentalgeek.weebly.com

Otros libros de la autora
Theresa Biggs RDA, CDA
Instructor dental

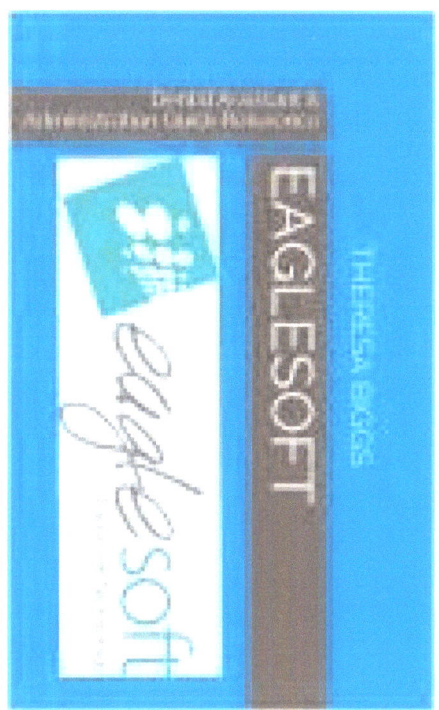

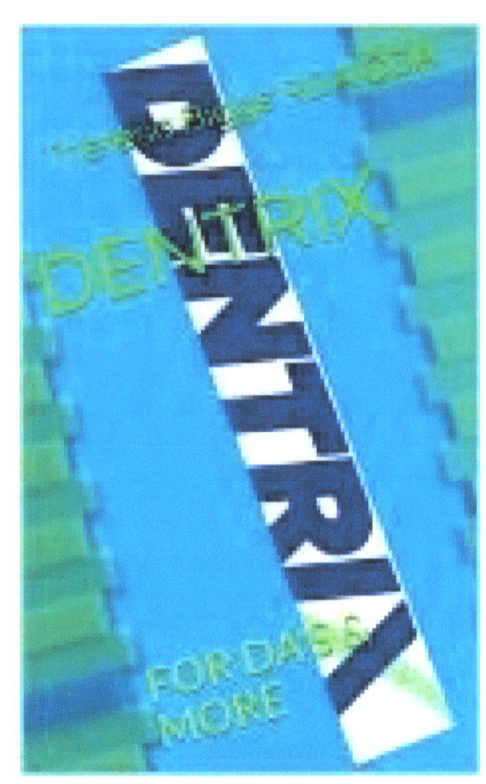

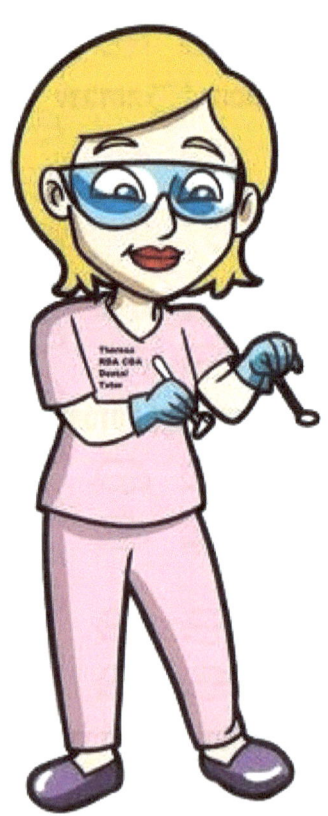

Bono de la tutora dental

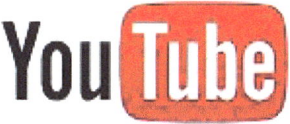

Theresa Biggs RDA CDA La

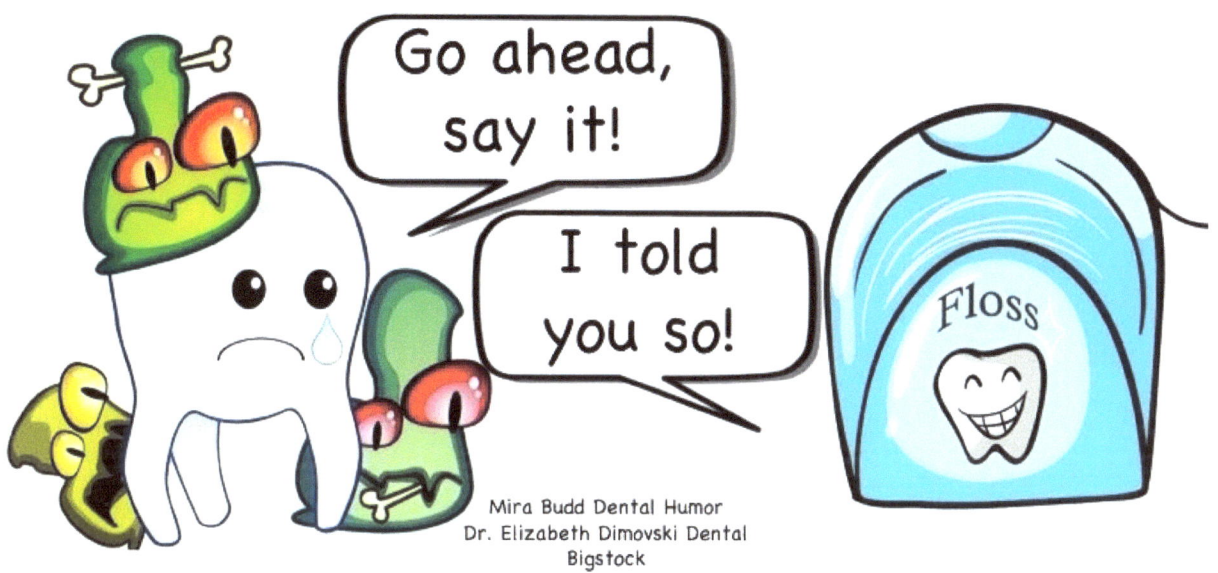

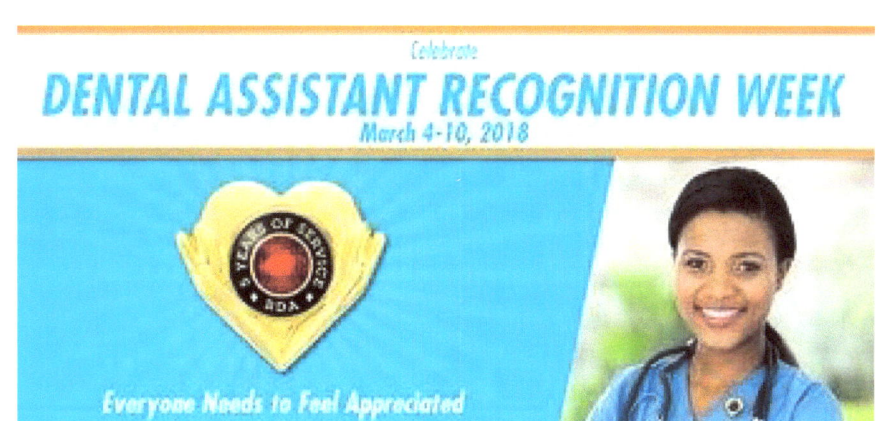

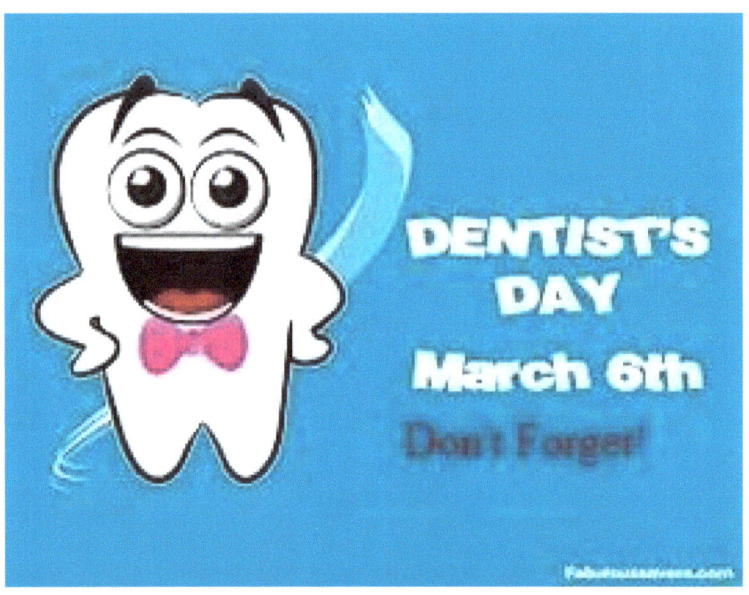

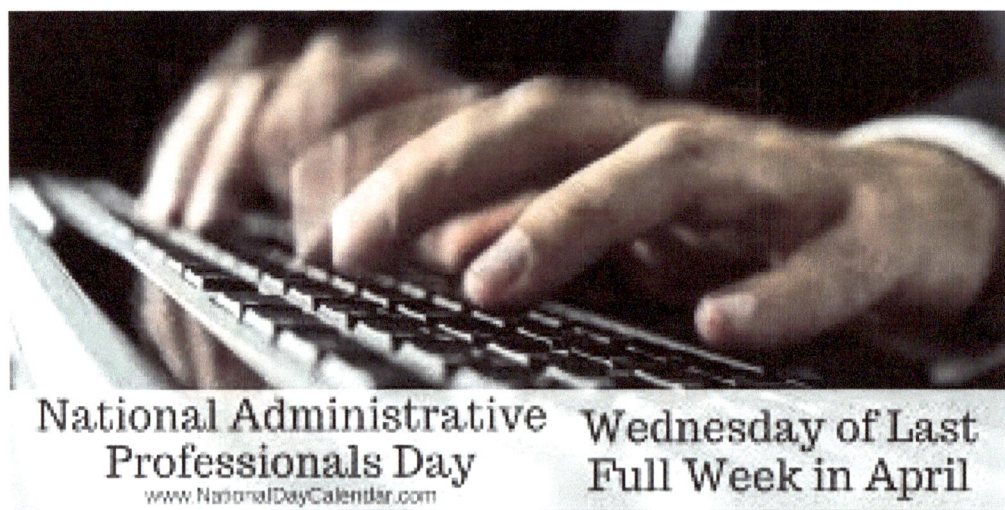

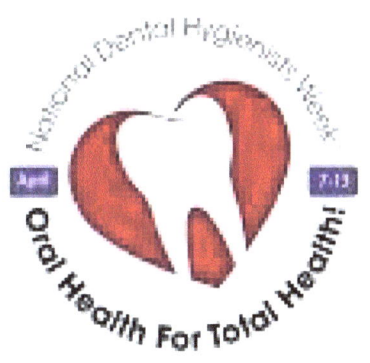

Total
Your Health Begins With
Your Dental Hygienist!

National Dental Hygienists Week
April 7-13, 2018

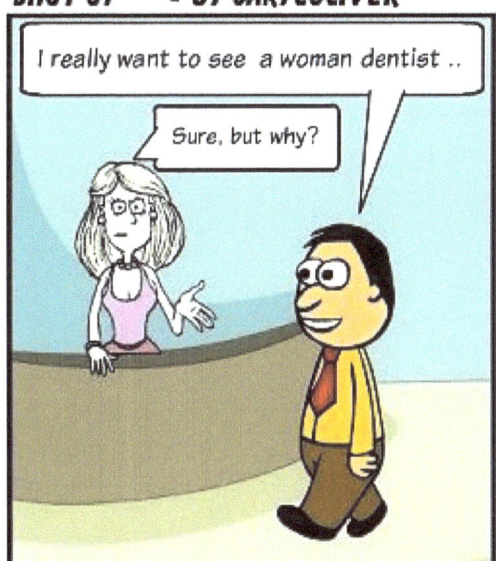

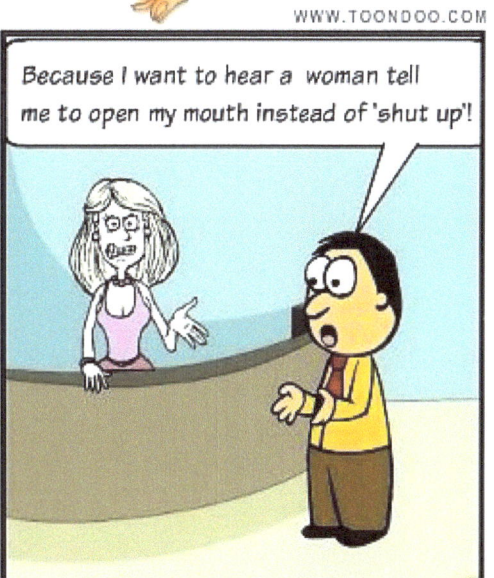

dedicación a todos mis alumnos y la familiar
vida se trata de dar a los demás demás

Seguir aprendiendo ¡

Sé amable con los

!